6875.

Te 91
70

# INSTRUCTION

## POUR PRÉVENIR

# LES DESCENTES

## OU

# HERNIES,

Et pour en empêcher les progrès.

*Par M.* BLAKEY, *Entrepreneur de la fourniture des Bandages pour les Hôpitaux militaires, & Auteur des Bandages Élastiques.*

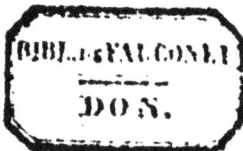

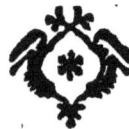

# A PARIS,

Chez GUILLAUME DESPREZ, Imprimeur ordinaire du Roi, rue S. Jacques, à S. Prosper & aux Trois Vertus.

# MDCCLVIII.

*Avec Approbation & Permission.*

# AVANT PROPOS.

JE n'ai pas cru devoir donner la description Anatomique de la partie du corps sujette à la maladie dont je parle dans cette Instruction, parce que j'écris pour le Public & non pour les gens de l'Art, qui n'en ont pas besoin. Par la même raison j'ai évité d'employer les termes de Chirurgie, pour être plus facilement entendu de tout le monde. Outre les accidens occasionnés par les Descentes, sur lesquels j'ai fait des remarques, j'en aurois pû rapporter beaucoup d'autres ; mais ils ont été décrits par de très-habiles gens qu'il auroit fallu copier. J'aurois été plagiaire, & je n'ai voulu qu'être utile.

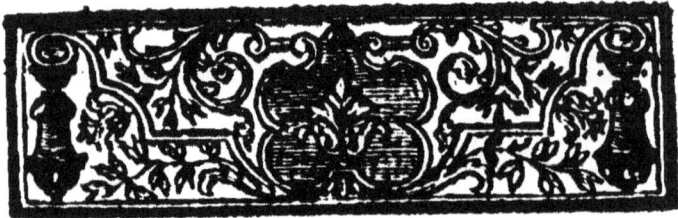

# INSTRUCTION

*Pour prévenir les Descentes ou Hernies, & pour en empêcher les progrès.*

L A nécessité dans laquelle on est de donner des Bandages pour retenir les Descentes ou Hernies, & les accidens fâcheux qu'occasionne cette maladie, m'ont fait faire beaucoup de réflexions, tant sur ce mal que sur les moyens qu'il seroit possible d'employer pour le prévenir, ou pour y remédier.

Ceux qui connoissent ce mal, sentent assez le besoin de recourir aux remedes; mais ceux qui n'en ont pas la moindre notion, & les jeunes gens sur-tout, ne prennent aucune précaution contre ce qui peut leur arriver; c'est principalement pour ces derniers que j'écris, afin de les mettre en état d'obvier à tous les

A ij

inconvéniens qui peuvent occafionner les defcentes ; maladie d'autant plus dangereufe que ne la connoiffant pas d'abord, on néglige d'y remédier dans fes commencemens. Infenfiblement elle fait des progrès, & l'on n'apporte fou- vént le remede que quand il n'eft plus tems de l'appliquer.

Les defcentes viennent quelquefois à la fuite d'un effort violent ; quelquefois on les apporte en naiffant, fans que la nourrice, qui ne s'en apperçoit pas, en avertiffe les parens ; quelquefois même ceux-ci peu inftruits, prennent pour un effet naturel des groffeurs qui font de véritables defcentes.

La premiere chofe qu'il convient de faire, eft d'examiner toutes les cavités du bas-ventre, foit qu'il y ait douleur, foit qu'il n'y en ait pas, parce qu'il eft poffible d'avoir une ou deux defcentes, fans reffentir aucune douleur. Il faut de même examiner le nombril ; fi l'on y trouve des groffeurs o' hauffemens mouvans, ce font autant d'hernies. Pour s'en affurer, il faut y porter le doigt, afin de faire rentrer dans fon état naturel l'inteftin ou boyau qui cau- foit l'élévation. Si un doigt ne fuffit pas, il faut y en mettre deux, & fouvent même les deux mains, après quoi il faut tousser, & si la grosseur reparoît, c'est une descente.

Dans toutes ces différentes opérations, il faut avoir l'attention d'observer si la poussée de la descente est forte contre les doigts, si elle glisse malgré l'effort qu'on fait pour la faire rentrer, enfin si l'anneau ou l'ouverture par où passe la descente est large & dilatée, parce que suivant ces circonstances, on ajuste le Bandage.

Quand on est certain d'avoir une descente, il ne faut jamais se coucher sans avoir le soin de faire rentrer l'hernie avant que de s'endormir, parce que si on manquoit à cette attention, la descente pourroit devenir adhérente ; les parties s'attachant, se collant l'une contre l'autre, elle deviendroit par-là d'autant plus dangereuse, qu'il seroit impossible de remettre ces parties dans leur état naturel.

En prenant les précautions que l'on vient de dire, les choses se rétablissent quelquefois par le seul secours de la nature, aidée d'un Bandage, sur-tout si l'on engraisse ou qu'on soit jeune. On a vu des enfans guéris en huit jours de tems avec un Bandage qui ne les incom-

modoit point. Plus le sujet est fort &
robuste, plus le mal est dangereux lors-
que l'on ne prend point de précautions,
parce que s'il survient un étranglement,
il est plus violent ; & le danger est tel
dans certains cas, qu'on a vu des personnes en parfaite santé d'ailleurs, perir
en moins de vingt-quatre heures par la
violence de ces étranglemens, sans pouvoir être secourus, même par l'opéra-
tion.

Les descentes arrivent à tout âge, &
à tout sexe : voici ce que dit un Auteur
expérimenté, sur les accidens de cette
maladie»: l'on entend par accident quel-
» que chose de fâcheux qui survient à
» une maladie, comme le délire qui sur-
» vient à la fievre, & ainsi des autres.
» Les accidens des hernies sont des
» affections qui leur surviennent, &
» d'où elle prennent tout leur caractere
» fâcheux, je les divise en chroniques
» & en aigus.

» Les accidens chroniques sont ceux
» que l'on peut regarder comme habi-
» tuels & auxquels on s'accoutume,
» parce qu'ils semblent ne blesser que
» légerement les fonctions, & momen-
» tanément, comme les tiraillemens
» que souffrent assez communément

**Traité des hernies.**

**Les accidens des her-nies sontchro-niques ou ai-gus.**

**Des acci-dens chroni-ques.**

» l'eſtomach & les inteſtins, les mau-
» vaiſes digeſtions, les coliques de
» vents qui ſurviennent, ſur-tout dans
» les changemens de tems, &c.

» Les accidens aigus, ſont deux
» principaux, leſquels en entraînent
» après eux d'autres de différentes eſ-
» peces qui ſe ſuccedent les uns aux
» autres, & qui deviennent de plus en
» plus violens & dangereux.

*Des acci-
dens aigus.*

» Ces accidens ſont l'adhérence &
» l'étranglement. Les adhérences ſont
» des liens qui joignent les parties qui
» ſortent du ventre avec les parties exté-
» rieures, & qui les retenant au-de-
» hors, les empêchent de rentrer dans
» leur état naturel. Cet accident ne
» vient que du défaut des mauvais Ban-
» dages, ou de la négligence que l'on a
» de n'en point porter du tout. Les
» parties s'habituant dans ces cas à reſ-
» ter hors du ventre, eſſuient toutes
» les impreſſions fâcheuſes des agens
» extérieurs, ils y cauſent des irrita-
» tions, des inflammations, & des ex-
» coriations, d'où réſulte l'union des
» parties du dedans avec celles du de-
» hors du ventre, auxquelles elles ſe
» collent & s'uniſſent intimement; les
» mauvais Bandages qui compriment

*Des adhé-
rences.*

» fans ceſſe ces parties ſans les conte-
» nir, ſont donc les agens les plus ca-
» pables de cauſer cet accident fâcheux.
» Mais cet accident tout fâcheux qu'il
» eſt, ne l'eſt pas à beaucoup près au-
» tant que l'étranglement du boyau,
» qui eſt le plus à craindre, & celui
» dont il importe le plus au Public d'ê-
» tre inſtruit, tant pour apprendre à
» s'en garentir, que pour y remédier,
» lorſque ce malheur ſi ordinaire arrive.
» Le ſeul moyen d'y remédier... eſt
» d'employer à tems les remedes con-
» venables, & dès le premier inſtant
» de l'accident ; ſi les premiers momens
» ne ſont pas employés à faire uſage
» des remedes convenables, il n'eſt
» preſque pas poſſible au Chirurgien le
» plus conſommé, de guérir le malade.
» Voyons maintenant ce que c'eſt que
» cet accident.

Ce que c'eſt qu'étranglement.

» L'étranglement eſt un terme très-
» ſignificatif, par lequel on comprend
» aiſément que le boyau eſt extrême-
» ment ſerré. Ce ſerrement ſe fait par
» la forte compreſſion des parties à tra-
» vers deſquelles il paſſe, & qui ne lui
» permettent ni d'avancer ni de recu-
» ler.

» La façon que la nature emploie

» pour former l'étranglement, eft la
» même dans toutes les circonftances :
» les différences ne fe tirent que des
» parties qui concourent à le former.
» En expliquant de quelle façon fe fait
» l'étranglement ordinaire, l'on con-
» cevra de quelle maniere fe font tous
» les autres.

» Si les parties qui fe font infinuées
» dans les ouvertures naturelles ou con-
» tre nature du ventre, en remplif-
» fent exactement tout le vuide; & fi
» par un nouvel accident, quelque au-
» tre portion du boyau ou de l'épi-
» ploon, eft obligée de s'introduire
» dans cette même ouverture, comme
» il arrive fouvent : ces parties fe trou-
» vent néceffairement gênées dans ces
» ouvertures ; fi l'on n'y remédie pas
» fur le champ, les vaiffeaux de ces par-
» ties font comprimés, le fang n'y peut
» plus paffer avec liberté ; ils fe gon-
» flent, par leur gonflement ils au-
» gmentent le volume des parties ; par
» conféquent le point d'engorgement
» augmente auffi. Quand cet engorge-
» ment eft dans fon état parfait, c'eft
» ce qu'on appelle étranglement, parce
» qu'en effet les parties font étranglées.
» La néceffité preffante de remédier

» à cet accident, fe tire des effets qui y
» fuccedent bientôt. Ces effets que je
» nomme accidens confécutifs fe dé-
» clarent peu à peu, & continuent en
» augmentant ordinairement jufqu'au
» neuvieme jour, quelquefois plus,
» mais auffi il arrive quelquefois qu'ils
» ne durent que trente-fix ou vingt-
» quatre heures ; quand ils durent fi
» peu de tems, ils font beaucoup plus
» violens, & ils fe fuccedent plus
» promptement les uns aux autres. J'ai
» beaucoup d'exemples de malades qui
» font morts dans les douze ou quinze
» premieres heures; j'en ai même vû mou-
» rir quelques-uns en cinq ou fix heures.

» Il faut confidéter ces accidens dans
» leur commencement, dans leur au-
» gment, dans leur état, & dans leur
» déclinaifon.

» Dans le commencement, le malade
» fent au premier inftant une douleur
» vive, à l'endroit du ventre où le boyau
» eft étranglé.

» Dans l'augment, cette douleur
» s'étend petit à petit, mais par inter-
» valle dans toute l'étendue du ventre.
» Lorfque l'hernie eft dans l'aîne, dans
» les bourfes, ou dans les plis de la
» cuiffe, les douleurs partent de ces en-

» droits-là , & elles se terminent au-
» tour du nombril ; & dans les hernies
» du nombril & de la surface du ven-
» tre, les douleurs s'étendent jusqu'à
» l'estomach. A mesure que ces dou-
» leurs augmentent, ( on les nomme
» tranchées), le malade a des envies de
» vomir ; qui se terminent par une sa-
» livation abondante, épaisse & glai-
» reuse ; les vomissemens succedent aux
» nauzées, & à cet écoulement de sali-
» ve. Les premieres matieres que le
» malade vomit, sont les alimens, s'il
» y en a dans l'estomach. Il vomit quel-
» que tems après la bile toute pure. Les
» excrémens viennent ensuite par la
» bouche ; rien ne passe par le fonde-
» ment, pas même les vents ; ils re-
» gorgent des boyaux dans l'estomach ;
» le malade les rend par la bouche avec
» beaucoup de peine, & semble tou-
» jours prêt à être suffoqué ; alors le
» ventre se gonfle & se tend au dernier
» degré ; la fievre survient.

» Dans l'état de la maladie, les ac-
» cidens sont plus considérables, & se
» succedent de plus près les uns aux au-
» tres, le hoquet & les mouvemens
» convulsifs surviennent.

» Dans la déclinaison, le pouls de-

» vient concentré & intermittent, le
» malade vomit fans efforts, les vents
» prennent quelquefois leur route par
» le fondement, le ventre s'applattit,
» les extrèmités fe refroidiffent, les
» aîles du nez fe retirent, les yeux de-
» viennent fixes & inéclatans : alors le
» malade approchant de fa fin, les par-
» ties tombent totalement dans la mor-
» tification ; les tranchées, les hoquets,
» les vomiffemens ceffent, la hernie de-
» vient molle, le ventre s'affaiffe, & le
» malade perit dans cet état fâcheux,
» fans qu'il foit poffible de lui donner
» du fecours.

Voilà fans doute un tableau bien ef-
frayant d'une maladie qui n'eft que trop
commune ; heureufement les accidens
dont on vient de voir le détail, n'arrivent pas à tout le monde ; mais comme
perfonne ne peut fe flatter de n'y être
jamais expofé, il faut chercher les
moyens les plus propres pour les éviter
& s'en garantir.

Rien ne feroit plus fûr ni meilleur
que de tenir la main appliquée fur la defcente : mais comme cela ne peut durer
long-tems, on eft obligé d'y fubftituer
un Bandage. Ne l'employer que comme
une ceinture de toile ou de futaine, c'eft
vouloir n'en tirer aucune utilité, parce

qu'il cede au moindre effort. On y ajoute ordinairement deux pelotes ou boules remplies de cotton ou de laine ; mais on est obligé alors de serrer si fort pour que ces pelotes puissent appuyer sur la descente & la contenir, que les reins & les hanches en sont écorchés ou meurtris : le remede est en quelque sorte plus douloureux que le mal ; & d'ailleurs ces Bandages ne suffisent pas dans un rhume où la toux est fréquente, & les efforts quelquefois considérables & réitérés ; la descente glisse & s'étrangle un peu : malgré cela il faut convenir que cette espece de Bandage est la moins mauvaise qu'on puisse employer, quand on n'a pas ceux dont on donnera plus bas le méchanisme.

Au lieu de toile ou de futaine, on emploie quelquefois une demi-ceinture de fer que l'on décore du nom de Bandage d'acier, qu'on couvre de peaux de chamois. Quand le fer n'est pas épais, la ceinture se colle plus exactement ; mais le moindre mouvement dérange cette ceinture, & rend ces Bandages aussi insuffisans que ceux de futaine. Si le fer est fort, la ceinture se modélera difficilement autour du corps, & jamais assez exactement. D'où il résulte deux inconveniens : ou l'on est obligé de ser-

rer le Bandage, & alors les hanches &
les reins en font toujours incommodés,
& quelquefois même blessés; ou, pour
se soulager, on le tient lâche, & par-
là on risque d'occasionner des étranglemens dès qu'on fait le moindre
effort.

On avoit imaginé une autre espece
de Bandage que l'on croyoit superieur
aux autres, parce que la ceinture étant
brifée en plusieurs charnieres, on croyoit
qu'elle étoit plus propre à se mouler sur
le corps. Mais on s'est trompé, ces charnieres ne s'arrondissent point, & ne
peuvent que former différens angles;
ils font donc inférieurs aux Bandages de
fer fixe, & ne s'ajustent jamais comme
une ceinture continuée; aussi les a-t-on
beaucoup blâmés & avec raison.

Il y a encore plusieurs autres especes
de Bandage, dont la description deviendroit inutile, n'ayant point d'autres effets que ceux d'une demi-ceinture de
fer fixe.

Il y a enfin une derniere espece, qui
font ceux que je propose; ces Bandages
font élastiques; ils font fléxibles, &
par là produisent un effet qu'on ne peut
rencontrer dans tous les autres.

Nous avons dit que le remede le plus
naturel contre les descentes & celui qui

se présentoit de lui-même, étoit l'application de la main sur la partie où l'on sent de la douleur. Mais comme ce remede ne peut être que momentanée, il faut y substituer un Bandage à ressort, qui fasse les fonctions de la main, qui presse continuellement contre la descente, pour obliger ce qui fait effort pour sortir, de se tenir dans son état naturel, sans abandonner un instant la partie qui doit rester comprimée; qui suive les mouvemens du corps sans les gêner; enfin qui ne blesse ni les hanches ni les reins.

Tel est le Bandage que j'ai imaginé, il remédie à tous les inconvéniens, sans en occasionner aucun. Mais quoiqu'il s'ajuste fort aisément sur le corps, & qu'il soit très-facile de le poser, il est cependant des précautions à prendre.

D'abord il faut examiner la partie malade, il faut que la pelote couvre bien exactement l'anneau par où passe la descente, & qu'elle soit posée précisément sur le milieu de la pulsion. Pour y parvenir, il n'y a qu'à mettre le Bandage lâche & se coucher sur le dos pour faire rentrer la descente, ensuite attacher la ceinture & la serrer de façon que cela n'incommode pas.

Après cela il faut se relever, mettre un pied sur une chaise haute, croiser les jambes, ramasser quelque chose à terre, se mettre à genoux, s'asseoir sur une chaise basse, boucler ses souliers sans s'asseoir, se moucher, tousser, éternuer, tous exercices propres à éprouver le Bandage. S'il se dérange, il faut le rétablir, le serrer un peu davantage ; en un mot l'ajuster si bien qu'il puisse résister aux efforts qu'on vient de détailler. La pelote doit tellement couvrir l'anneau, que quand on tousse fort, on ne puisse sentir aucune pulsion dessus, dessous, ou à côté de la pelote ; autrement le Bandage n'est pas en état de servir.

Un autre attention qu'il faut avoir, est de coucher toujours avec son Bandage, & toujours du côté opposé à celui où est la descente : si elle est double, il faut rester couché sur le dos, parce que cette situation est favorable pour faire rentrer les intestins par leur propre poids. Avec ces précautions, on doit espérer une guérison presque certaine, sur-tout si l'on est encore jeune, & qu'on engraisse. Il est encore très-utile de faire attention à la maniere dont on vit, & de consulter un Medecin ou un Chirurgin sur les alimens qui sont propres à notre temperament.

En général, soit que l'on ait une descente, soit que l'on n'en ait pas, il faut éviter de manger toutes choses qui donnent des vents, qui causent des coliques, ou qui peuvent occasionner des relâchemens; il faut de même s'abstenir autant qu'il est possible des alimens qui resserrent, qui échauffent, & font faire des efforts violens pour aller à la selle; les vomitifs ne sont pas moins dangereux; l'émétique, l'hipécacuana, &c. donnés indiscrettement, ont souvent occasionné des descentes. On doit aussi prendre beaucoup de précautions dans les gros rhumes, sur-tout si la toux est forte & fréquente.

Les vomitifs sont quelquefois nécessaires; il peut survenir un rhume dont la toux soit violente; dans ces cas il faut mettre un Bandage, ou au moins se serrer le ventre avec une ceinture qui puisse tenir les cavités du bas ventre dans une certaine pression : on pourra les ôter quand les effets seront passés.

Quand on craint une descente, ou qu'on s'apperçoit qu'elle est survenue, si on n'est pas à portée d'avoir un Bandage élastique, il faut sur le champ, pour prévenir le progrès du mal, se fabriquer un Bandage tel que je vais le décrire. On fait une ceinture de toile, de su-

taine ou de peau de buffle; on attache
à l'un des bouts une ou deux pelotes
suivant le besoin, & on attache la ceinture par devant à un crochet ou à une
boule sur la pelote. On peut même join-
dre à la ceinture un sous-cuisse, c'est-
à-dire, une bande de toile ou de futaine, qui, attachée à la ceinture par der-
riere passe entre les cuisses, & vienne
s'agraffer par devant à la pelote : pour
faire la pelote, il faut prendre un mor-
ceau de liege, & le couper comme dans
les figures A. & B.

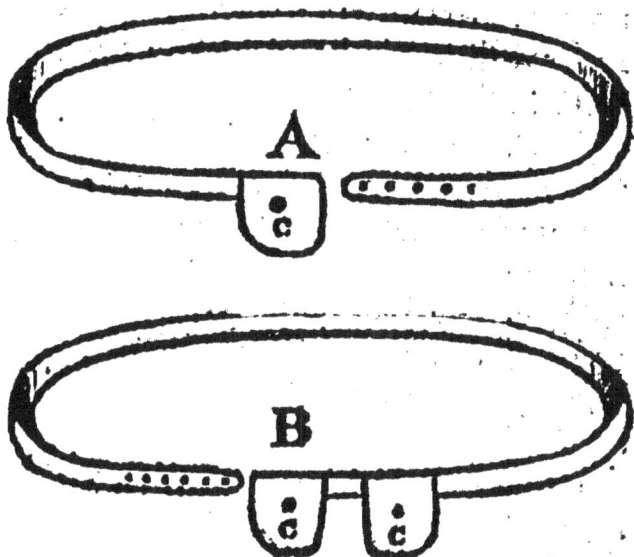

A Bandage simple.
B Bandage double.
c. Crochet pour at-
tacher la ceinture &
le sous-cuisse.

On le rape afin qu'il foit plus uni ; on a foin que la pelote foit convexe d'un côté & platte de l'autre ; on applique le côté convexe fur la partie malade, ayant eu foin auparavant de le couvrir de laine, afin qu'il foit moins dur fur la peau, & d'envelopper le tout avec de la toile ou de la futaine. Ce Bandage fatigue, parce que pour lui faire faire quelque effet, on eft obligé de le ferrer : il eft cependant très bon de s'en fervir jufqu'à ce qu'on puiffe s'en procurer un qui foit élaftique.

Avant que de finir, je crois qu'il ne fera pas hors de propos d'indiquer ce qui occafionne le plus fouvent les defcentes, afin qu'on puiffe être fur fes gardes, & les éviter.

Toutes fortes d'exercices violens font dangereux en général, & fur-tout quand on a beaucoup mangé ; faire de grands écartemens, fe tenir long-tems fur la pointe des pieds, font des attitudes à éviter ; parce que les os, qui font les points d'appui du corps, ne font plus rien, & que tous le poids porte fur les mufcles extenfeurs, & les affoiblit : auffi les danfeurs ne font-ils que trop fouvent expofés à ces fortes de maladies.

C'eft encore un exercice très-nuifible

que de courir la poste à franc étrier ;
sur-tout quand on est fatigué ; parce qu'
alors les muscles du ventre sont plus foi-
bles, & que le poids des entrailles a plus
de pouvoir pour vaincre les obstacles,
& dilater les anneaux au travers des-
quels les intestins se glissent pour former la descente.

Pour prévenir ce malheur, il ne faut
jamais monter à cheval sans avoir une
large ceinture de culotte bien serrée : on
peut y ajouter deux pelotes de liege
qu'on met dans les deux goussets. Il seroit encore plus prudent & plus sûr de
porter pendant tout le tems du voyage
un Bandage double qu'on ôteroit en
descendant de cheval.

On doit encore recommander aux
jeunes gens de ne point faire essai de
force, & de dextérité, soit en voulant
enlever des fardeaux trop pésans, soit
en voulant sauter des fossés, soit en
faisant des armes trop long-tems : on a
mille exemples de descentes qui n'ont
d'autres causes que ces sortes d'exercices. On n'en voit que trop encore qui
doivent leur origine à des ouvrages trop
forts, tels que l'on en pratique dans les
bâtimens, l'artillerie, la marine, &c.

Je finirai par une remarque, dont
bien des gens sentiront l'importance &

la vérité. On croit communément que les descentes ne font pas bien fréquentes ; ceux qui en font attaqués penfent n'avoir qu'un petit nombre de compagnons de leur infortune ; & d'après cette fauffe idée, on n'ofe fe découvrir aux gens de l'art ; on eft retenu par une mauvaife honte, & plus fouvent encore, on a une defcente fans s'en douter ; le mal fait des progrès fucceffifs, on le néglige dans les commencemens, & on n'y apporte enfin du remede que quand il n'eft plus tems.

Qu'on fe défabufe fur ce point. Les defcentes ne font malheureufement que trop communes ; il y a près d'un quart des vieillards qui en font attaqués, ils le déguifent fouvent, & prennent autant de précaution pour le cacher, qu'ils en devroient prendre pour y remédier ; c'eft erreur ou foibleffe d'efprit, c... maladie n'ayant rien de honteux. I. cf important de l'arrêter dans fes commencemens ; & dès qu'on peut la craindre, ou feulement la foupçonner, il faut recourir au remede qui eft le Bandage, & par deffus tous, les Bandages élaftiques, parce que de tous ceux dont on peut faire ufage, ce font fans contredit les feuls qui puiffent contenir les defcentes fans douleurs & fans inconvéniens.

*On trouve chez le Sieur BLAKEY auteur des Bandages Elastiques.*

Des Bandages à ceinture étroite.

Des Bandages à ceinture large.

Des Bandages de nombril.

Des Bandages de nombril & qui soutiennent le ventre, pour femmes.

Des Bandages pour les descentes de matrice.

Des Bandages pour la chute de l'anus.

Des Bandages cachés, de maniere qu'on peut changer de linge devant le monde sans qu'ils paroissent.

Des Bandages à grande pulsion.

Des Bandages de précaution.

Des Bandages pour redresser les jambes.

Des Bandages pour redresser les vertebres ou l'épine du dos.

*Les Pauvres peuvent venir chez l'Auteur tous les matins jusqu'à midi, ils auront du secours.*

*Sa demeure est à Paris, Cul-de-sac de Rouen, rue de l'Eperon, quartier S. André des Arcs, où la présente Instruction se distribue avec les Bandages.*

*Les personnes de Province qui vou-dront faire usage de ces Bandages, auront soin d'affranchir leurs lettres, & d'en-voyer leurs mesures, elles recevront exac-tement les Bandages qu'elles demande-ront.*

Approuvé ce 20 Janvier 1758.

C H O M E L.

Vû l'approbation. Permis d'impri-mer, à la charge d'enregistrement à la Chambre Syndicale ce 21 Janvier 1758.

B E R T I N.

*Registré sur le Livre de la Commu-nauté des Libraires & Imprimeurs de Paris,* Nº. 3741. *conformément aux Réglemens, & notamment à l'Arrêt du Conseil du 10 Juillet 1745. A Paris,* . Janvier 1758.

.G. LE MERCIER, Syndic.

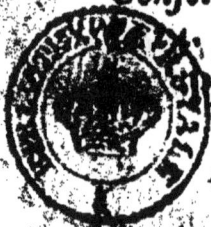